Texte : Dr Luce Condamine
Illustrations : Isabelle Charbonneau

Mon premier livre de
taï chi

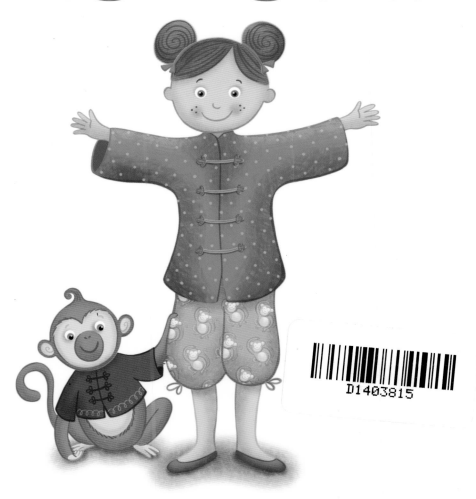

Dominique et compagnie

Mot aux parents
et aux éducateurs

En Chine, il y a très longtemps,
en observant la nature et les animaux,
on s'aperçut que la souplesse
et les mouvements ronds ou en spirale
pouvaient l'emporter sur la force dure
et les mouvements tout droits.
Cela contribua à la création d'arts martiaux dits «internes»,
pour lesquels on n'emploie pas la force musculaire «externe».
Le taï chi, art martial interne, était né,
et sa pratique donnait aux hommes
santé et vigueur.

La Dr Luce Condamine,
pédiatre, médecin du sport
et professeure de taï chi chuan,
a adapté l'enseignement de cet art
pour les jeunes enfants,
pour leur permettre de s'épanouir.

Le taï chi chuan ou «méditation en mouvement»
peut être considéré comme une gymnastique de santé,
mais c'est aussi un véritable art martial,
pratiqué de manière non violente.
L'enchaînement de mouvements souples et ronds,
pratiqué sans rupture, de manière très fluide,
favorise la détente et le relâchement musculaire,
et développe le calme et la tranquillité,
ainsi qu'une certaine force intérieure.

Préparation au taï chi

Mot à l'enfant

Les exercices de taï chi que j'ai choisis ou adaptés pour toi
t'aideront à développer ton équilibre, ta souplesse,
ta concentration, ta respiration et, surtout,
la conscience de ton corps.
Les enfants qui pratiquent ces exercices
s'amusent bien, et ceux qui s'entraînent souvent
et régulièrement en tirent beaucoup de plaisir.
Ils sentent combien leur corps progresse,
devenant souple et agile comme un chat,
quand ils font du sport ou dans la vie de tous les jours.
Si, au début, certains exercices te paraissent difficiles,
c'est normal, ne te décourage pas et ne te force pas.
Pratique toujours le taï chi avec plaisir et,
petit à petit, tu sentiras tes progrès.

Quelques conseils

Choisis des vêtements souples, qui ne gênent pas tes mouvements.

●

Tu peux faire du taï chi tous les jours si tu veux, après l'école
par exemple, ou avant le souper. Quand tu viens de manger,
il vaut mieux attendre un peu (au moins une heure)
avant de commencer le taï chi,
pour laisser ton corps digérer d'abord.

●

Il y a de nombreux exercices de taï chi à faire avec un partenaire ;
c'est plus amusant. Mais les autres exercices peuvent être exécutés seul,
à deux ou à plusieurs, ou, pour les mouvements de la « forme »,
en imaginant un partenaire
(on appelle cela « la boxe de l'ombre »).

●

Tu peux faire tous les exercices d'un côté comme de l'autre,
pour fortifier ton corps harmonieusement.

Exercices préparatoires

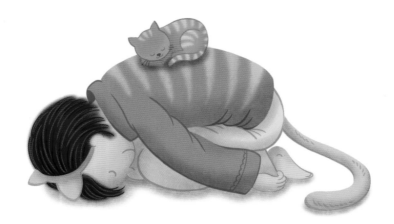

Le chat tranquille

"Petit retour sur moi-même": bien installé(e) à genoux, je peux fermer les yeux. Je pose la tête sur mes genoux, je laisse aller mes bras en arrière, je laisse mon dos s'arrondir… Je suis comme un gros chat qui ne se préoccupe pas du monde qui s'agite autour de lui.

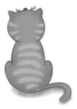

Ouvrir les bras

Debout, les pieds un peu écartés, je replie
mes bras devant moi, puis je les ouvre, un
peu vers l'avant. En même temps, je plie
chaque fois souplement les genoux.

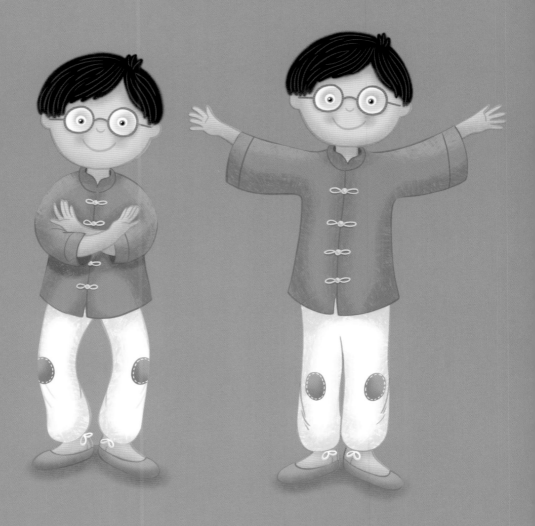

Première détente

Debout, je ferme les yeux, puis je laisse doucement
tomber ma tête en avant, seulement ma tête,
puis ma nuque, mes épaules, le haut de mon dos…
Je peux sentir le poids de mes bras qui sont relâchés
et libres. Je sens le poids de ma tête au bout de mon
cou, elle peut bouger librement, je ne la retiens pas…
Je laisse s'enrouler mon dos, comme si j'étais
une poupée de chiffon. Je sens le moment où il n'y a
que mes jambes qui me tiennent, et quand je décide
de les laisser se plier, je me retrouve comme un pantin,
tout(e) petit(e), accroupi(e), sans aucun effort.

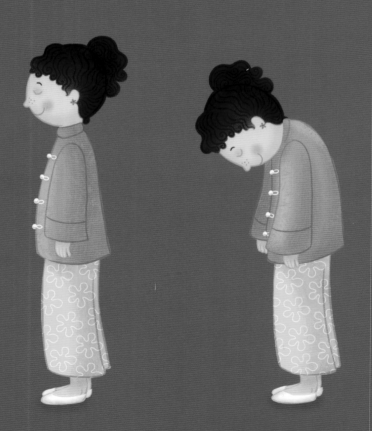

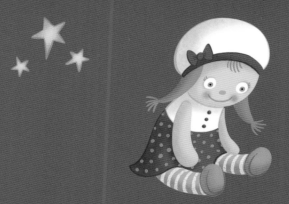

Quand je décide de me relever, je commence par tendre
mes jambes, rien que mes jambes. Je sens toujours
mes bras bien lourds, ma tête, que je ne retiens pas,
bien lourde elle aussi. Mon dos se redresse
progressivement, de bas en haut, comme si je me
laissais remonter par une grosse poulie. Quand mon dos
est reconstruit, c'est au tour de mes épaules, puis de
ma nuque, et enfin, en dernier, de ma tête de se
redresser. Je peux alors ouvrir les yeux et profiter
du moment où je sens mon dos, mon cou et
mes épaules tout légers…

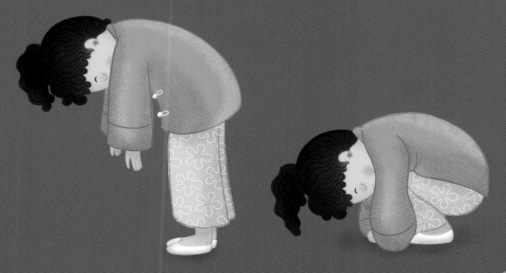

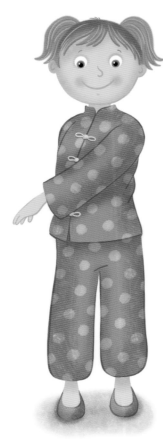

L'Égyptien

Debout, de face, je tourne
les épaules de profil,
vers la droite, puis vers
la gauche, comme les
Égyptiens sur les fresques.
Ma tête et mon bassin
restent bien de face.

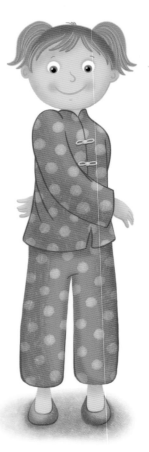

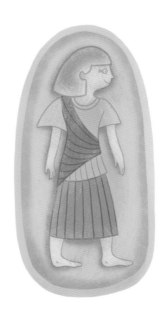

Le ressort

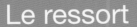

Debout sur mes deux jambes
un peu écartées, je saute en l'air,
en pliant mes jambes et en les
détendant comme des ressorts.

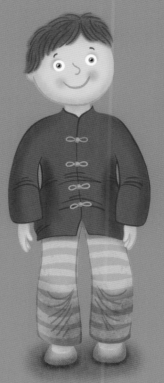

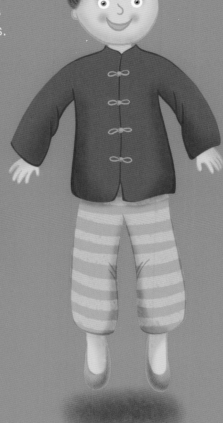

Le canard

Je m'accroupis et je marche
comme un canard qui se dandine,
les pieds en dehors.

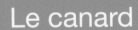

La grenouille

Accroupi(e), les bras autour de la tête,
je sautille de tous les côtés,
comme une petite grenouille
dans l'herbe.

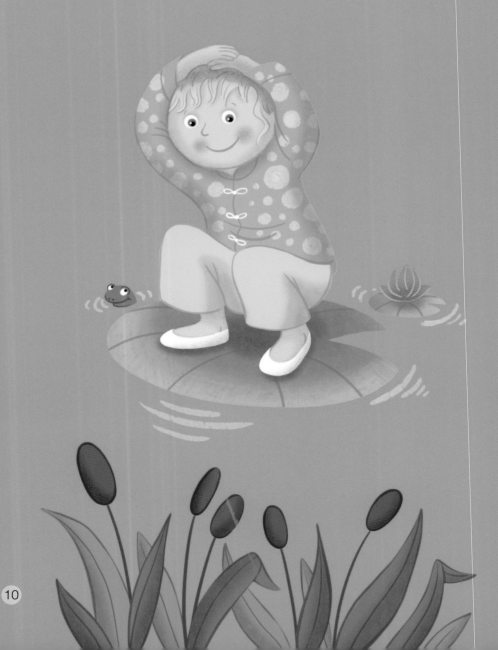

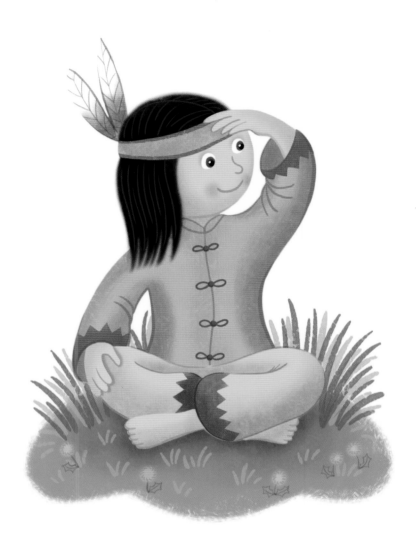

Le scribe et le chef indien

Je m'assois en Indien et je me grandis, le dos bien droit, comme les scribes de l'Antiquité. Je me redresse encore plus pour voir le plus loin possible, comme un chef indien d'Amérique.

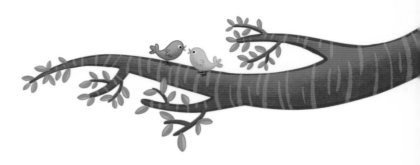

L'arbre

Debout, les jambes tendues et souples à la fois,
les pieds écartés et parallèles, je suis solide
comme un arbre avec ses racines. Je monte
mes bras, mes mains à peu près à la hauteur
de ma tête, comme une couronne de branches,
toutes légères dans la brise. Tous ensemble,
nous formons une vraie forêt !

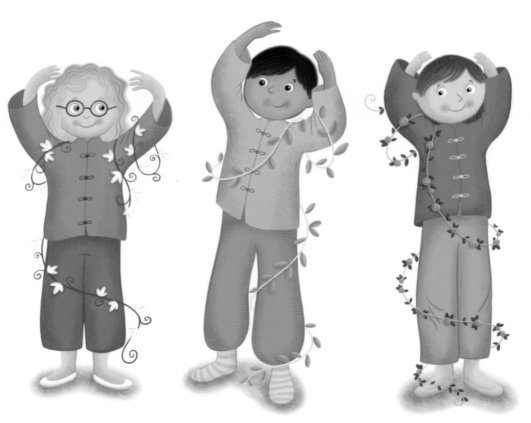

Exercices taoïstes

Chaque mouvement est fait de manière fluide et
répété une dizaine de fois. J'entraîne autant les deux côtés
de mon corps : quand les mouvements font appel à un seul côté,
je pratique 10 fois pour le côté gauche et 10 fois pour le côté droit.

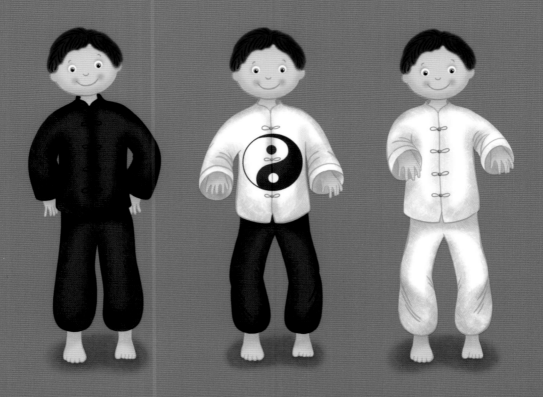

Le Yin Yang du taï chi

Les pieds écartés à la largeur des épaules, je fléchis mes jambes
doucement une première fois en inspirant et en ramenant
mes mains un peu vers l'arrière ; puis en expirant, je fléchis
mes jambes une seconde fois, en montant mes mains
vers l'avant, jusqu'à la hauteur des épaules.

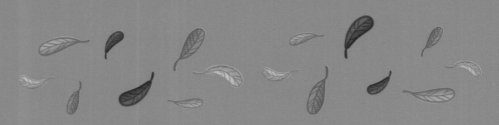

Ouvrir les ailes

Mes bras sont croisés devant moi. Je les ouvre comme des ailes pour m'envoler, en mettant mon poids sur ma jambe droite, puis je les ramène croisés, ma main droite posée sur ma main gauche. Ensuite, je fais l'inverse : j'ouvre les bras en mettant le poids de mon corps sur ma jambe gauche, puis je les ramène croisés, ma main gauche devant.

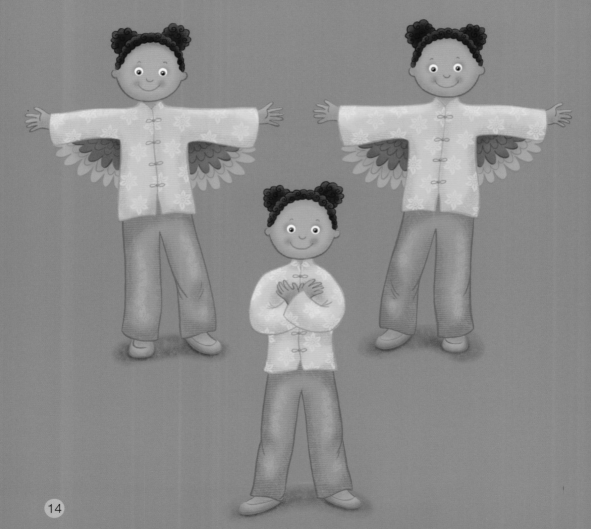

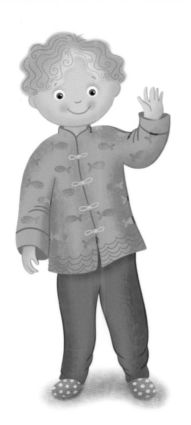
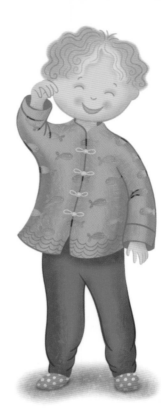

Les vagues de la mer

Je place le poids de mon corps sur ma jambe gauche,
et ma main gauche avance et monte devant mon
épaule gauche pendant que ma main droite descend.
Puis, c'est l'inverse : ma main droite avance et monte
pendant que ma main gauche descend, et je transpose
le poids de mon corps sur ma jambe droite. On dirait
des vagues qui montent et descendent.

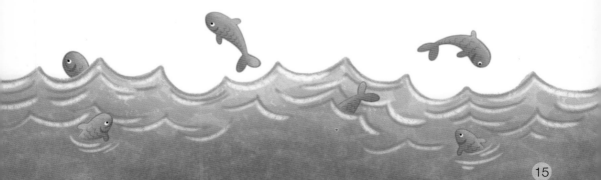

La roue à eau tourne

En gardant mes deux jambes tendues, je descends
mes mains devant moi, en suivant mon corps : le tronc,
les cuisses, les genoux, les tibias, les chevilles et les
pieds. Puis je fléchis un peu mes genoux, je remonte
en soufflant, mes bras tendus, mes mains au-dessus
de ma tête. Je recommence à descendre mes mains le
long de mon corps.

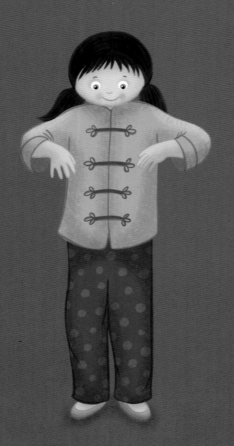
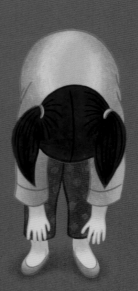

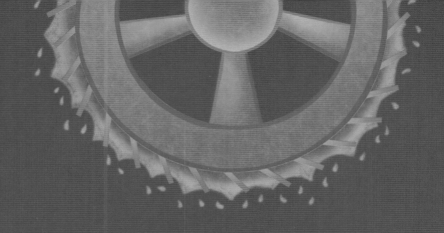

J'enchaîne ce mouvement plusieurs fois de suite,
sans m'arrêter et sans secousses, pour ressembler
à la roue d'un moulin à eau, qui tourne toujours.

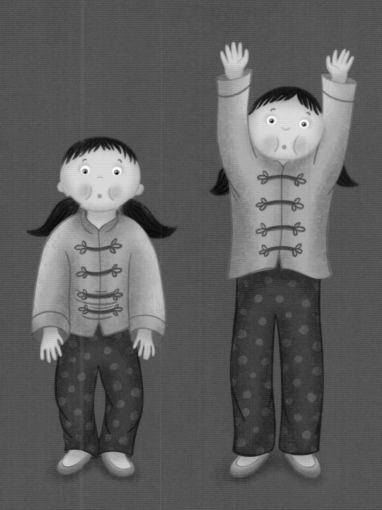

Le rhinocéros regarde la lune

Les doigts croisés, paumes vers le sol,
je descends mes mains vers le bas, entre
les deux pieds, puis je remonte en soufflant,
d'abord au-dessus de ma jambe gauche,
en me grandissant ensuite pour regarder
vers le ciel.

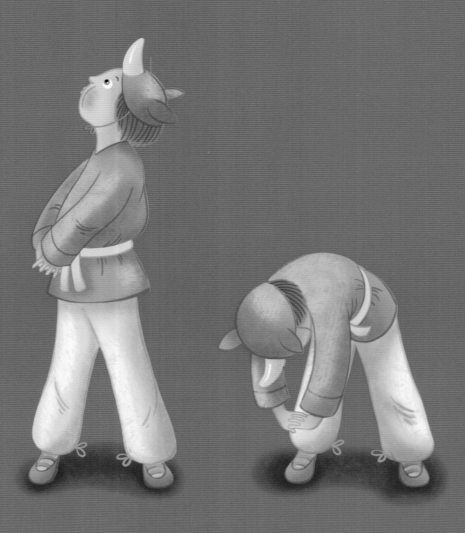

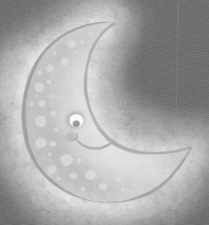

Puis je redescends
vers le milieu, et je remonte
ensuite au-dessus de
ma jambe droite.

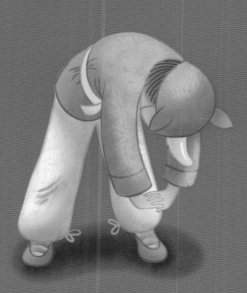

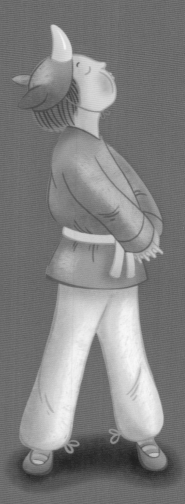

Le singe d'or offre des fruits

Les jambes plus écartées, les pieds tournés un peu
vers l'extérieur, je descends mes deux mains jointes
entre mes deux pieds, comme pour cueillir des fruits
par terre. Je remonte plus doucement, mes mains
le plus haut possible, puis je laisse mes bras s'ouvrir,
en me grandissant (vers le haut et un peu
vers l'arrière), comme pour offrir ces fruits.

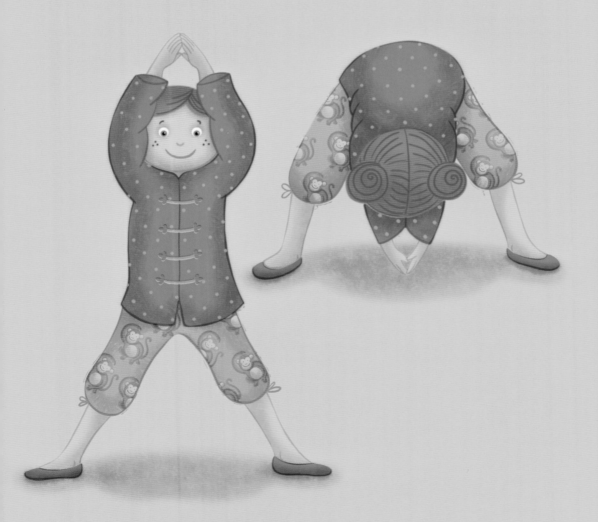

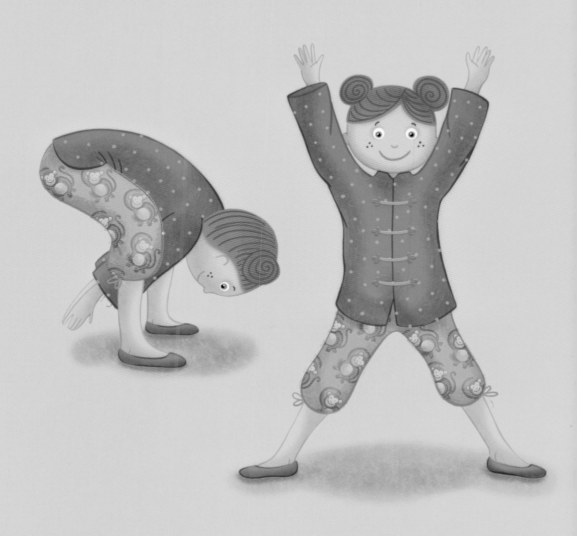

Le Roi céleste Li soulève une tour

Les jambes un peu écartées, mes bras ouverts
sur le côté, je descends, en pliant mes genoux,
les paumes tournées vers le sol, jusqu'à ce que
mes poignets touchent mes genoux.

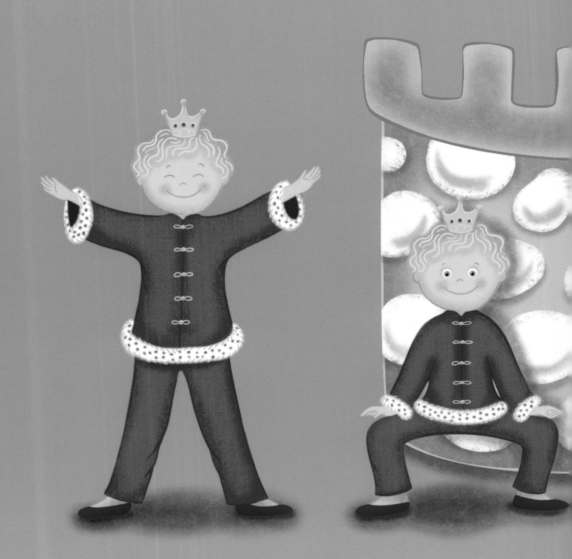

En bas, je tourne les paumes
vers le ciel, puis je remonte
en tendant les jambes, les bras
ouverts vers le haut.

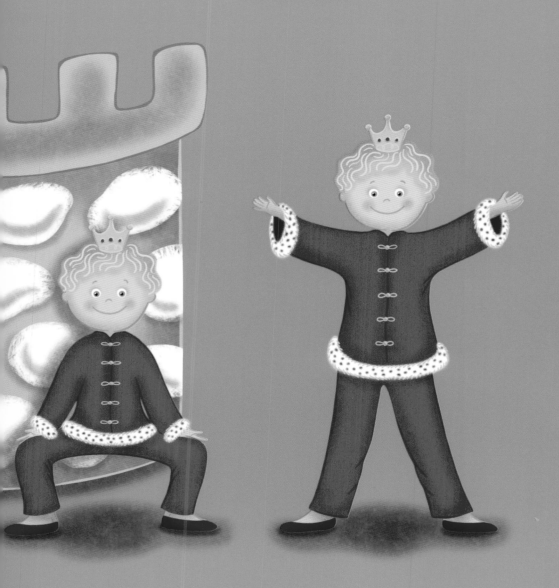

Les grandes et les petites étoiles d'or

Les pieds rapprochés, les bras détendus le long de mon corps, je saute en écartant de plus en plus mes pieds et en ouvrant les bras jusqu'au-dessus de ma tête, où les bouts de mes doigts se rejoignent tout en haut. Puis je saute en rapprochant mes pieds et en ramenant mes bras le long de mon corps ; et ainsi de suite, une fois ouvert, une fois fermé.

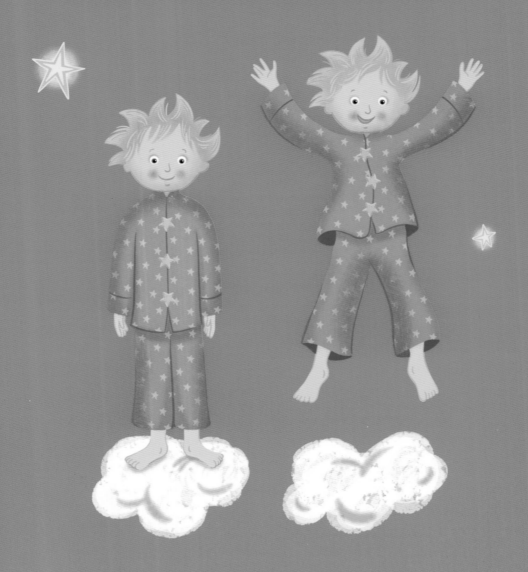

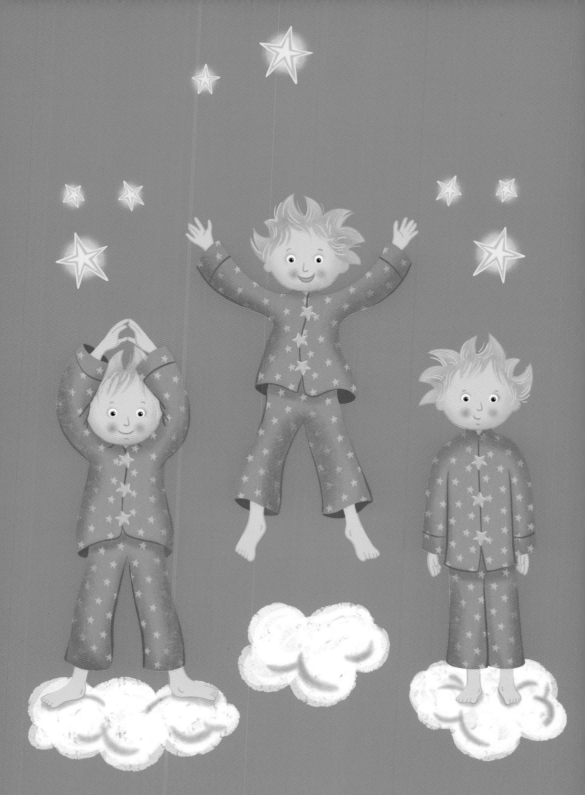

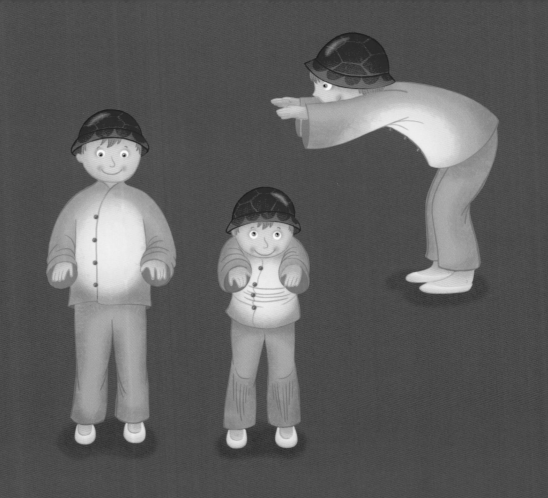

La tortue sacrée nage

Les jambes fléchies, je nage doucement vers l'avant, en allongeant mon dos le plus possible, à l'horizontale, comme une très grande tortue, puis je reviens, le dos droit, les coudes collés au corps et les mains à plat.

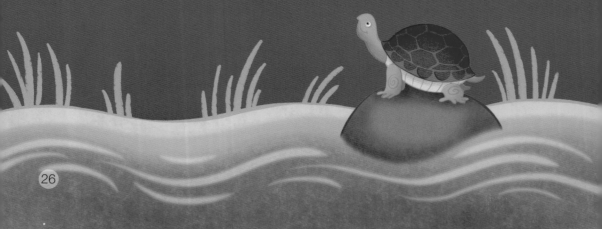

La boxe de l'ombre

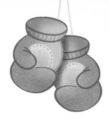

Commencement et cercle des bras

Je suis debout, les pieds rapprochés l'un de l'autre,
les bras détendus le long de mon corps. J'écarte
un pied et en même temps je ramène mes deux mains
au niveau de mes hanches. Je monte ensuite
mes deux bras devant moi, jusqu'à ce que mes mains
soient à la même hauteur que mes épaules,
puis je les redescends aux hanches. Ensuite,
je fais un cercle des bras (en partant vers la droite),
ma main droite arrive à la hauteur de mon cou,
ma main gauche arrive au-dessus de ma tête.

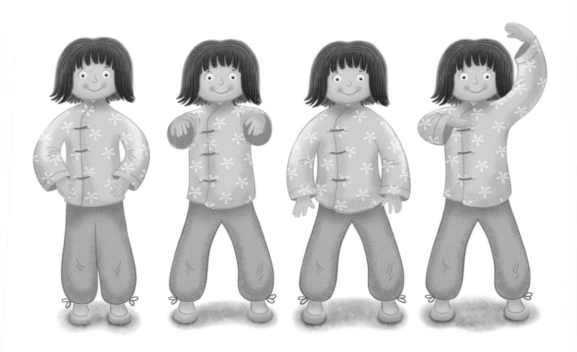

La marche des animaux

Je me glisse dans la peau d'un animal et je fais des pas, en diagonale.

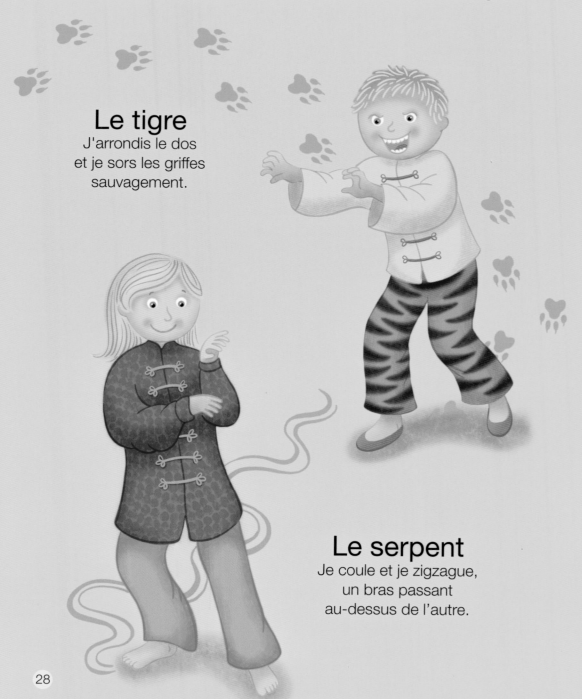

Le tigre
J'arrondis le dos
et je sors les griffes
sauvagement.

Le serpent
Je coule et je zigzague,
un bras passant
au-dessus de l'autre.

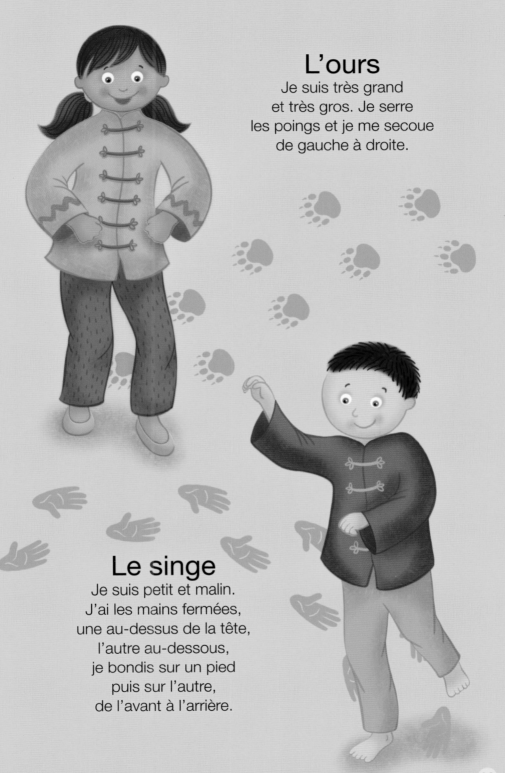

L'ours

Je suis très grand
et très gros. Je serre
les poings et je me secoue
de gauche à droite.

Le singe

Je suis petit et malin.
J'ai les mains fermées,
une au-dessus de la tête,
l'autre au-dessous,
je bondis sur un pied
puis sur l'autre,
de l'avant à l'arrière.

Jeux en face à face

Jeu du miroir

Je suis le miroir dans lequel se regarde mon partenaire. Je fais exactement la même chose que lui, mais en face de lui.

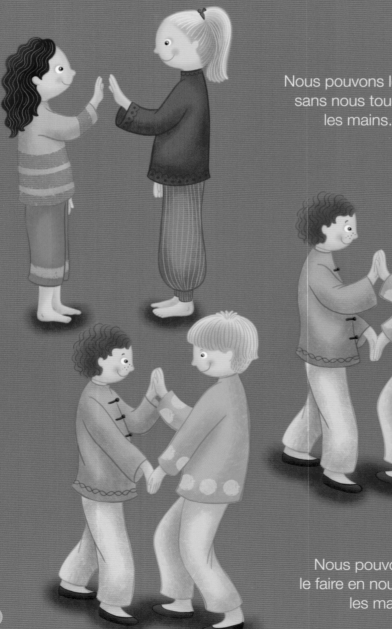

Nous pouvons le faire
sans nous toucher
les mains.

Nous pouvons aussi
le faire en nous touchant
les mains.

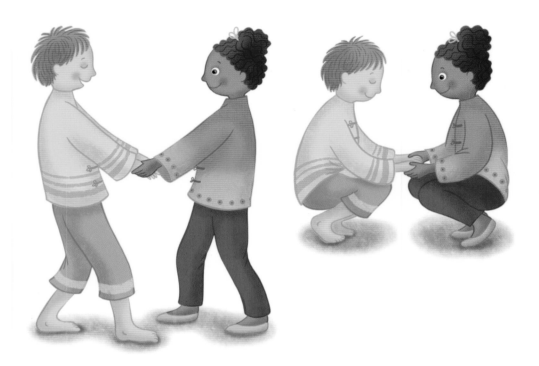

Jeu en aveugle

Je ferme les yeux et me laisse guider
par mon partenaire (qui garde les yeux ouverts).
Il me tient par les poignets et me conduit : quand
il avance, je recule, et quand il recule, j'avance.

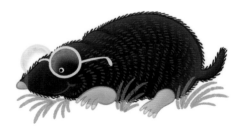

Puis on inverse les rôles, c'est lui qui ferme les yeux
et c'est moi qui conduis.

Catalogage avant publication de Bibliothèque et Archives nationales du Québec et Bibliothèque et Archives Canada

Condamine, Luce, 1962-

Mon premier livre de taï chi
(J'apprends la vie)
Pour enfants de 4 ans et plus.

ISBN 978-2-89686-724-0
ISBN numérique 978-2-89739-141-6

1. Tai chi chuan pour enfants - Ouvrages pour la jeunesse.
I. Charbonneau, Isabelle. II. Titre. III. Collection : J'apprends la vie.

GV504.6.C44C66 2015   j613.7'148   C2015-940977-2

Titre original : Taï Chi pour enfants
de Dr. LUCE CONDAMINE
© COPYRIGHT Le souffle d'Or, 2000
Le souffle d'Or, 5 Allée du Torrent 05000 GAP, FRANCE.

© Les Éditions Héritage inc. 2015
Tous droits réservés

Directrice de collection : Françoise Robert
Réviseure : Valérie Quintal
Graphiste : Dominique Simard
Droits et permissions : barbara.creary@dominiqueetcompagnie.com
Service aux collectivités : espacepedagogique@dominiqueetcompagnie.com
Service aux lecteurs : serviceclient@editionsheritage.com

Dépôt légal : 3e trimestre 2015
Bibliothèque et Archives nationales du Québec
Bibliothèque et Archives Canada

Dominique et compagnie
1101, rue Victoria, Saint-Lambert
(Québec) J4R 1P8
Téléphone : 514 875-0327
Télécopieur : 450 672-5448
dominiqueetcompagnie@editionsheritage.com
dominiqueetcompagnie.com

Imprimé en Chine

Nous reconnaissons l'aide financière du gouvernement du Canada par l'entremise du Fonds du livre du Canada et du Conseil des Arts du Canada.

Nous reconnaissons l'aide financière du gouvernement du Québec par l'entremise du Programme de crédit d'impôt – SODEC – et du Programme d'aide à l'édition de livres.